Instaurer un état intérieur de détente

GIULIA BATCH

ISBN : 9781093844993

Marque éditoriale : Independently published

1 - BIENVENUE

Les scripts que je vous propose pour vos séances d'autohypnose ont tous été préalablement utilisés avec un grand succès par les clients de mon cabinet.

Patiemment rédigés, les scripts sont des outils incontournables pour les personnes utilisant l'autohypnose comme pratique de développement personnel.

Chaque changement de paragraphe indique une pause de 10 secondes.

La transe hypnotique étant un état ressenti différemment d'une personne à l'autre, il se peut que vous entendiez tout, ou partiellement tout ce qui est dit, sachez que même si votre écoute n'entend plus le discours hypnotique, votre subconscient entend tout et enregistre les suggestions hypnotiques que vous entendez.

Je conseille d'enregistrer vos textes en parlant, distinctement et avec une voix vivante : par exemple le mot « détente » sera légèrement sur le souffle et accentuée, le mot « dynamisme » sera dit sur l'inspiration avec entrain. Votre voix doit être monotone et basse pour les passages en italiques. Sinon vous devez vivre les mots. Le plus important est la conscience que vous mettrez à produire un enregistrement naturel.

Un fond sonore accentue la détente hypnotique.

L'écoute doit toujours se faire dans un endroit où vous ne serez pas dérangé, et en prévoyant une couverture, car la transe hypnotique fait légèrement descendre, votre température corporelle.

Il faut environ 21 jours d'écoute pour programmer son inconscient en pratiquant une écoute régulière.

2 – DETENTE

Commencez par prendre une bonne respiration, vous comptez jusqu'à 4 en inspirant et jusqu'à 8 en expirant, faites la 10 fois, puis vous fermez les yeux.

Respirez normalement à présent. Quand vous voulez aller plus lentement vous ralentissez, et quand vous voulez aller plus vite vous accélérez ainsi vous modulez le temps par la vitesse que vous donnez au temps, vous pouvez ainsi donnez du temps au temps, ou prendre moins ou plus de temps de temps pour vous relaxer. A vous de décider de la vitesse, du temps qu'il vous faut pour vous relaxer, vous détendre, vous délasser.

Centrez-vous sur les sensations de votre corps, les les pieds, jambes, les cuisses, les fesses, le dos, le ventre, les épaules, les mains, le cou, la tête, et laissez-vous aller à plus de détente, de relaxation, de relâchement.

Sans avoir rien d'autre à faire, qu'à laisser faire, à votre rythme, vous laissez le monde extérieur, pour vous réfugier dans votre monde intérieur. Plus vous observez votre expiration, votre souffle, et ainsi doucement vous vous amplifiez votre détente, ainsi vous récupérez, vous faite une pause, vous soufflez.

Et sentez-vous totalement libre, de prendre dans ce que je dis, que ce qui vous fait le plus grand bien, et de laisser partir le reste.

Comme des ballons dans le ciel, emportés par le vent, qui deviendraient de plus en plus petit, toujours plus petits, et encore plus petits, jusqu'à qu'ils ne soient plus que de minuscules points qui s'évanouissent à l'horizon.

Maintenant, prenez conscience de l'air ambiant, vous pouvez le sentir sur votre visage, sentir sa température, et vous inspirez cet air qui régénère votre corps.

Peut-être que, vous pouvez sentir que la température de l'air que vous aspirez est un peu plus fraiche.

Et aussi que la température de l'air qui ressort, est plus chaude.

Pensez à cet air échauffé qui rejette ce dont le corps n'a plus besoin, comme le gaz carbonique.

Vous pouvez porter toute votre attention sur vos pieds, sur vos deux pieds, vous pouvez bien identifier les sensations dans vos pieds. Vous pouvez bien ressentir les sensations de vos pieds qui se détendent. Et aussi le contact des chaussures à certains endroits de vos pieds.

Vous portez toute votre attention sur vos mollets, sur vos deux mollets. Vous pouvez bien identifier le contact des mollets avec le siège et le contact du tissu de chaque côté de vos mollets. Et vous pouvez bien ressentir les sensations de vos mollets qui se détendent.

Vous pouvez porter toute votre attention sur vos tibias, sur vos deux tibias. Vous pouvez bien ressentir les sensations qu'il y a dans vos tibias. Et aussi le contact du tissu à certains endroits de vos pieds.

Vous portez toute votre attention sur vos genoux, sur vos deux genoux. Vous identifiez le contact du dessous de vos genoux avec le siège. Vous identifiez le contact du tissu sur vos genoux. Vous pouvez bien ressentir les sensations de vos genoux qui se détendent.

Vous portez toute votre attention sur vos cuisses, sur vos deux cuisses. Vous identifiez leur pesanteur. Vous percevez le contact de vos cuisses sur le siège, le contact du tissu sur vos cuisses. Vous ressentez toutes les différences de sensations qu'il y a là en ce moment dans vos cuisses.

Vous ressentez toutes vos sensations dans vos deux membres inférieurs.

Maintenant, vous portez toute votre attention sur vos fesses, sur vos deux fesses. Vous identifiez le contact de vos fesses avec le siège.

Vous portez toute votre attention sur votre bassin. Vous identifiez la sensation du contact de vos fesses avec le siège là où elles reposent.

Vous portez toute votre attention sur votre dos. Vous ressentez chaque point de contact entre votre dos et le siège. Vous percevez la pesanteur de votre dos.

Vous portez toute votre attention sur votre ventre, vous pouvez percevoir sa forme, et les éventuelles différences de sensations qu'il peut y avoir là en ce moment dans votre ventre.

Vous portez toute votre attention sur votre poitrine et votre torse. Vous identifiez les différences de sensations qu'il y a là en ce moment dans votre poitrine et votre torse. Le contact du tissu sur votre peau.

Vous portez toute votre attention sur vos épaules, vos deux épaules. Vous pouvez bien identifier le contact des épaules à l'arrière du siège. Le contact du tissu sur les épaules.

Vous portez toute votre attention sur vos bras, vos deux bras, de vos coudes, de vos avant-bras, de vos poignets, de vos mains, jusqu'au bout des doigts.

Vous ressentez calmement et tranquillement, toutes vos sensations dans le haut et le bas de votre corps.

Vous portez toute votre attention sur votre nuque et votre cou. Vous pouvez relâcher tous les muscles et tous les nerfs de votre cou.

Vous portez toute votre attention sur votre visage. Vous pouvez identifier le contact de l'arrière de la tête qui repose sur le siège.

Votre corps se détend, calmement et tranquillement. Sans avoir rien d'autre à faire, qu'à laisser faire, à votre rythme.

Entrez en contact avec toutes les sensations qui se manifestent en vous ressentez progressivement la tranquillité, de calme, de sérénité, se répandre dans tout votre corps à votre rythme.

Un peu plus de confort, à l'intérieur de vous. Et laisser votre esprit imaginaire, vous conduire, dans un endroit particulièrement agréable dans la nature.

Un endroit associé à des sensations intenses de paix, et de sérénité.

(Pause)

Il peut s'agir d'un endroit que vous connaissez, dans lequel vous êtes déjà allé, ou d'un endroit que vous imaginé. Juste un endroit dans lequel vous aimeriez être, ou vous sentez merveilleusement bien.

Vous pouvez simplement vous laisser bercer par cet endroit et laissez venir, les sons, les images, les odeurs, les ressenti.

Vous n'êtes même pas obligés d'écouter tous les mots ou vous pouvez écouter qu' une partie des phrases, et aussi prendre ce qui vous intéresse, ou rien, ou tout, ou un peu.

Laissez-vous ressentir, toutes les impressions reposantes de calme et de bien-être, associées à cet endroit.

(Pause)

Et je ne sais pas ce qui est le plus important pour vous. Peut-être les sons dans cet endroit spécial, ou sa beauté, des odeurs.

Peut-être allez-vous particulièrement apprécier les sensations, les impressions. Peut-être même les odeurs, qui peuvent être exceptionnellement agréable. A votre rythme.

(Pause)

Et vous pouvez prendre plaisir, à vous trouver dans cet endroit, rien que pour vous.

(Pause)

Vous pouvez vous imprégniez de ces sensations de tranquillité, et les absorber. Laissez ces sensations de satisfaction et de sérénité circuler tout en vous, dans chaque cellule, chaque organe, dans toutes les parties de votre corps.

Et permettre à tout votre être de ressentir, ces sensations apaisantes.

(Pause)

Et à chaque instant qui passe, dans cet endroit spécial, ces sensations de bien-être, merveilleuses et vivifiantes, augmentent, et font encore plus partie de vous.

Vous pouvez savourer cet endroit. Et le plaisir que vous en tirez, peut augmenter avec chaque instant que vous y passé.

Et plus vous êtes ainsi dans cette atmosphère, et plus ce bien être ce stocke naturellement, dans ce geste de vos mains, dans un geste familier.

Vous pouvez vous reposez là, et recharger vos batteries. Dans cet endroit de sérénité, les choses peuvent se mettre en perspectives.

(Pause)

Dans une juste perspective.

(Pause)

Prenez une profonde respiration, gardez l'air un moment, et pendant que vous relâchez l'air, lentement, étendez-vous encore davantage.

Imaginez, que tous vos muscles, sont comme des cordes, plus ou moins détendues, plus ou moins relaxées.

Imaginez que lorsque vous relâché l'air, une vague de détente descend, de puis le haut de votre tête, jusqu'au bout des pieds.

Et sur son passage, cette vague de détente, détend chaque corde, l'une après l'autre, cette vague de détente, qui a commencé au somment de votre tête, et continue à descendre lentement.

Jusqu'au muscles du visage, sur la nuque, sur vos épaules.

(Pause)

Imaginez cette vague relaxante continuant à descendre le long de vos bras, jusqu'au bout de vos doigts.

(Pause)

Elle peut continuer à descendre, tout le long de votre corps, jusqu'à vos chevilles, jusqu'au bout des orteils.

Imaginez à quoi ressemblerait, cette vague qui ressort à travers de vos orteils.

(Pause)

En amenant avec elle, toutes les tensions qui disparaissent, petit à petit, en laissant une agréable sensation de détente, et de confort.

Chaque corde se détend, jusqu'à ce que toutes les cordes soient détendues, souples, détendues, des cordes souples, complétement relâchées.

Tous vos muscles sont détendus, votre corps est détendu, comme une poupée de chiffon, depuis le haut de la tête, jusqu'au bout des pieds.

(Pause)

Prenez une profonde respiration, gardez l'air un moment, et pendant que vous relâché l'air, lentement, pensez au chiffre 3 et dites intérieurement le mot « détente ».

(Pause)

Sentez comme votre corps, se détend naturellement, quand vos poumons relâchent l'air, c'est une réaction naturelle de votre corps.

Et votre esprit apprend maintenant, à bien l'utiliser pour entrer aisément dans un état de détente profonde.

Chaque fois que vous désirez vous détendre autant, ou même encore plus profondément, que vous le faites maintenant, vous pouvez le faire facilement avec votre signal de relaxation hypnotique.

C'est-à-dire en relâchant l'air de vos poumons, en pensant aux chiffres 5, puis 4, puis 3, et vous disant intérieurement « fois le mot « détente ».

(Pause)

Refaisons-le encore. Prenez une profonde inspiration, gardez l'air un moment, et pendant que vous relâchez l'air lentement, pensez au chiffre 3 et dites intérieurement le mot « détente ». Sentez comme votre corps, se détend naturellement, quand vos poumons relâchent l'air.

Vous vous laissez aller.

Quand vous relâchez l'air, vous relâchez toutes les tensions.

Toutes les tensions s'en vont. Et s'en vont avec elles toutes les tensions émotionnelles, tout le stress s'en va. Et il laisse place à plus de sérénité. Plus de bien-être, plus de confort.

Vous êtes aux commandes, de votre vie, et.de cette agréable détente.

(Pause)

Prenez encore une profonde inspiration, retenez l'air un moment, expirez lentement, en pensant aux chiffres 2, puis 1, et vous disant intérieurement 2 fois le mot « détente », et dites-vous intérieurement 2 fois le mot « détente ».

(Pause)

Laissez passer les pensées, comme des ballons dans le ciel, emportés par le vent, qui deviendraient de plus en plus petit, toujours plus petits, et encore plus petits, jusqu'à qu'ils ne soient plus que de minuscules points qui s'évanouissent à l'horizon.

Sur votre respiration, et souvenez-vous que quelques minutes de montre ou d'horloge, représente dans votre vie intérieure, des heures, des jours, même des semaines, des années, dans lesquelles vous avez tout le temps du monde pour corriger, peaufiner, améliorer, tout ce que vous souhaiteriez encore améliorer, rendre plus bénéfique.

(Pause)

Il vous suffit juste de demander à votre inconscient, de vous aider à faire le tri, le juste tri, entre toutes ces bonnes parties de vous.

Toutes ces parties vous ont aidées à grandir, à vous épanouir, à vous sentir plus fort, meilleur, et d'accrocher toute ces ressources intérieures aux nouveaux comportements que vous souhaitez installer maintenant, et de laisser partir tout le reste, toutes ces choses devenues inutiles, obsolètes.

Toutes ces idées dépassées du passé, regardé les partir, comme des nuages dans le ciel, emportés par le vent, et qui deviennent de plus en plus petit, et encore plus petits. Et toujours plus petits, jusqu'à qu'ils ne soient plus que de minuscules points noirs à l'horizon, qui disparaissent, maintenant.

Chaque fois que vous relâché l'air de vos poumons, imaginez qu'il emmène au loin, toutes vos peurs, tous vos soucis.

Expirez simplement, et laissez-les s'en aller, tout naturellement.

Refaisons-le encore.

Prenez une profonde respiration, gardez l'air un moment, et pendant que vous relâchez l'air lentement, et pensez aux chiffres 5, puis 4, puis 3, 2, 1 et vous disant intérieurement 5 fois le mot « détente ».

Sentez, comme votre corps se détend naturellement quand vos poumons relâchent l'air, et comme la détente de votre corps, entraîne inexorablement, la détente de votre esprit.

Vous vous laissez aller.

A chaque fois que vous relâchez l'air, vous relâchez toutes les préoccupations de votre esprit, les doutes s'en vont.

Et s'en vont avec eux, toutes les tensions émotionnelles, toutes les perturbations intérieures s'en vont, et laissent place à plus de sérénité, plus de paix.

Vous êtes aux commandes de vous-même et de cette agréable paix intérieure.

A chaque inspiration, sentez comme vous inspirez encore plus de détente, de tranquillité, et de confort dans chaque partie de vous, dans chaque cellule, dans chaque organe.

C'est comme si vous descendiez un escalier, et qu'à chaque marche que vous descendiez, vous vous sentiez plus calme, plus frais, plus reposé.

Peut-être que cet escalier, est en bois ou en pierre, je ne sais pas. Peut-être est-il en métal ou en verre.

A chaque marche, plus de calme intérieur, plus de relaxation, peut-être est-il éclairé par un magnifique soleil, ou la lueur d'une bougie, même par des couleurs chaudes et chaleureuses.

A chaque marche, plus de tranquillité, de sérénité. Et à chaque inspiration, sentez que vous inspirez encore plus de détente, de tranquillité, de confort, dans chaque partie de vous.

Et à chaque respiration, laissez tout cela se faire tout seul, laissez la détente s'installer, et vous détendre encore un peu plus.

Imaginez votre conscience s'élargir, dans le moment présent, sentez votre conscience à ce que vous sentez ici maintenant, prendre de plus en plus d'ampleur, agréablement, confortablement.

Chaque fois que vous voudrez, vous détendre mentalement, aussi profondément, ou plus profondément que maintenant, vous pourrez le faire en employant, le signal de relaxation mental, que vous connaissez maintenant.

C'est-à-dire en relâchant l'air de vos poumons, en pensant au chiffre 2, et en vous disant intérieurement le mot « détente ».

(Pause)

Prenez à nouveau une profonde inspiration, gardez l'air un moment, expirez lentement, et pensez aux chiffres 5, puis 4, puis 3, 2, 1 et vous disant intérieurement 5 fois le mot « détente ».

A présent, imaginez une odeur, un parfum que vous aimez.

Chaque fois que penserez aux chiffres 5, puis 4, puis 3, 2, 1 et vous disant intérieurement 5 fois le mot « détente », et à cette odeur, ce sera le signal, que vous êtes dans l'état de détente où vous avez accès, à ces extraordinaires capacités, d'apprentissage inconscient, de votre cerveau.

Ici, vous avez accès à une créativité, et à des capacités de perfection extraordinaires.

Pensez aux chiffres 5, puis 4, puis 3, 2, 1 et vous disant intérieurement 5 fois le mot « détente », et à cette odeur, et ce sera le signal, que vous êtes dans l'état de détente où vous avez accès, à ces extraordinaires capacités, d'apprentissage inconscient, de votre cerveau.

En imaginant votre odeur et son parfum, votre corps, sera capable de se détendre naturellement. Et si vous visualisez les chiffres 5, puis 4, puis 3, 2, 1 et vous disant intérieurement 5 fois le mot « détente », alors ce sera un grand moment de repos, comme pour faire une sieste et vous endormir.

A chaque fois que vous aurez besoin de vous mettre dans l'état de détente profonde, pour éliminer les soucis, le stress, vous utiliserez les chiffres, et si c'est pour simplement faire une pause vous penserez à votre odeur.

Tandis-que vous pouvez demander à votre esprit inconscient à vous aider, à nettoyer vos énergies, à laisser partir les énergies gelées, et à garder les bonnes énergies, les mettre dans chaque parties de vous, dans chaque endroit de vous, et ainsi de de vous sentir mieux un peu plus chaque jour, chaque semaine, chaque moi, de plus en plus laissez naturellement partir ce qui est devenu inutile, obsolète, comme toutes ces choses dépassées du passé ou toutes les soucis inutiles du présent.

Regardez-les partir, comme des ballons dans le ciel, emportés par le vent, qui deviendraient de plus en plus petit, toujours plus petits, et encore plus petits, jusqu'à qu'ils ne soient plus que de minuscules points qui s'évanouissent à l'horizon.

Et je vais me taire pendant quelques secondes d'une montre, et pendant ce temps, vous avez tout le temps du monde, pour vous sentir bien et intégrer cette expérience, de bien-être, de confort, et vous imprégniez de sentiments positifs, et vous pouvez graver cet expérience dans votre esprit.

(Pause)

Vous pouvez maintenant prendre une inspiration bien profonde afin d'oxygéner toutes les parties de votre corps, chaque cellule, chaque organe, chaque partie de votre corps, et commencer très progressivement, à revenir, la, ici et maintenant, en ramenant avec vous, toutes ces merveilleuses sensations, de sérénité et de bien-être.

Et à chaque marche que vous remontez de votre escalier intérieur, vous encrez de plus en plus profondément, toutes ces suggestions hypnotiques, pos-hypnotiques, transe-hypnotiques, à chaque marche de plus en plus profondément, et plus profondément encore, encore et encore.

Vous n'avez rien besoin d'autre à faire, que de laisser faire votre retour, vous pouvez commencer à reprendre contact, avec cette pièce lentement.

Et vous pouvez vous souvenir de tout ce qu'il utile que vous vous souveniez, et oubliez tout ce qu'il est nécessaire d'oublier, et rappelez-vous tout ce qu'il est intéressant, de vous remémorez.

Comme quand des pensées vous gênent et deviennent des ballons dans le ciel, emportés par le vent, qui deviendraient de plus en plus petit, toujours plus petits, et encore plus petits, jusqu'à qu'ils ne soient plus que de minuscules points qui s'évanouissent à l'horizon.

A chaque marche, vous reprenez conscience, de votre rythme, de la position de vos jambes, de la position de vos bras.

Et vous repensez au protocole, 5, 4, 3, 2, 1, et vous prononcez le mot détente 5 fois.

Et peut-être même que vous avez envie de vous étirez, de vous étirez bien profondément, afin de relâcher toute cette bonne énergie.

Et vous commencez légèrement à bouger, les mains, les bras, les pieds, afin de revenir, totalement réorienté, détendu, et alerte, de bien reprendre contact avec cette pièce, et quand vous serez prêt, tout simplement.

Vous pourrez ouvrir les yeux, et pensez au dernier moment agréable que vous avez passé, au dernier film que vous avez vu, ou livre agréable que vous avez lu.

Puis une vous pensez au protocole, cette odeur et les chiffres.

A votre rythme prenez une grande inspiration.

Et relâchez l'air lentement, avant que de revenir bien ici, tout à fait, détendu et alerte, bienvenu.

3 – A PROPOS DE L'AUTEUR

Giulia Batch est thérapeute et exerce en cabinet privé. Elle est passionnée par l'hypnose depuis qu'elle l'a découverte sa jeunesse comme patiente.

Durant sa vie active, elle est ingénieur pédagogique et conceptrice de formations. Elle ne cessera d'amener régulièrement les concepts de l'hypnose conversationnelle dans sa vision du développement personnel.

Elle ouvre sa propre société, et travaille pour de grandes entreprises, dans des programmes de gestion du stress, de motivation des équipes, et de management participatif.

Maître praticienne en HYPNOSE, elle se forme en PNL, en EMDR, en EFT, en accompagnement à la COHÉRENCE CARDIAQUE, et en SOPHROLOGIE, puis ouvre, à sa retraite, son cabinet de coaching vers la clientèle privée.

Ne concevant pas que l'on puisse écrire sur l'hypnose sans avoir une longue pratique en cabinet, elle consacre depuis 8 ans une grande partie de son temps à transmettre ses pratiques.

La pratique nourrit ses livres. Elle prône une hypnose libre, ne se revendiquant d'aucune école de pensée.

4 - DU MÊME AUTEUR

Chez Amazon KDP dans la même série en version livre broché et en version livre électronique :

- Script hypnotique : Décompresser et lâcher prise
- Script hypnotique : Prendre la parole en public
- Script hypnotique : Guérir les maladies de peau

Cette série de scripts hypnotiques d'autohypnose est en cours, l'auteur vous invite à régulièrement consulter le site de l'éditeur.

Merci

Le droit de la propriété littéraire et artistique est inscrit dans la Déclaration universelle des droits de l'homme, à l'article 27, alinéa 2 : « Chacun a droit à la protection des intérêts moraux et matériels découlant de toute production scientifique, littéraire ou artistique dont il est l'auteur ».

En France, le droit d'auteur est protégé par le Code de la propriété intellectuelle. Article L 111-1 : « L'auteur d'une œuvre de l'esprit jouit sur cette œuvre, du seul fait de sa création, d'un droit de propriété incorporelle exclusif et opposable à tous ».

Fin